NOTICE

SUR

LE SERVICE MÉDICAL

DE L'ASILE D'ALIÉNÉS

DE STÉPHANSFELD (BAS-RHIN),

PENDANT L'ANNÉE 1841,

PAR M. ROEDERER,

MÉDECIN DE CET ÉTABLISSEMENT.

———

STRASBOURG,

CHEZ DERIVAUX, LIBRAIRE, RUE DES HALLEBARDES, 24.

PARIS,

CHEZ J. B. BAILLIÈRE, RUE DE L'ÉCOLE-DE-MÉDECINE, 17.

1842.

NOTICE

LE SERVICE MÉDICAL

DE L'ASILE D'ALIÉNÉS

DE STÉPHANSFELD (BAS-RHIN),

PENDANT L'ANNÉE 1841,

PAR M. ROEDERER,

MÉDECIN DE CET ÉTABLISSEMENT.

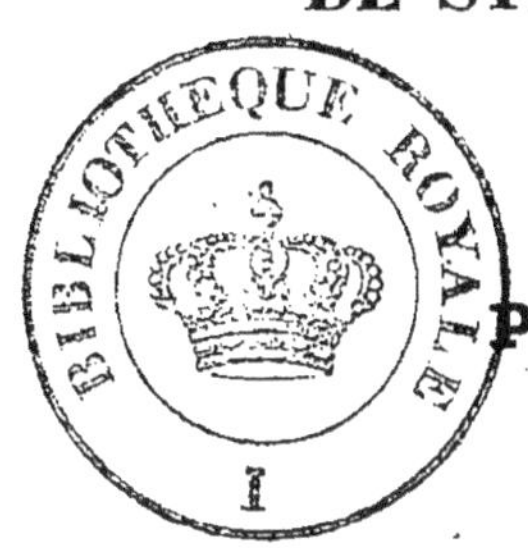

STRASBOURG,

CHEZ DERIVAUX, LIBRAIRE, RUE DES HALLEBARDES, 24.

PARIS,

CHEZ J. B. BAILLIÈRE, RUE DE L'ÉCOLE-DE-MÉDECINE, 17.

1842.

STRASBOURG, IMPRIMERIE DE G. SILBERMANN.

NOTICE

SUR LE

SERVICE MÉDICAL

DE

L'ASILE D'ALIÉNÉS DE STÉPHANSFELD (BAS-RHIN),

PENDANT L'ANNÉE 1841.

Depuis quelques années le traitement de l'aliénation mentale appelle en France, d'une manière toute spéciale, l'attention des médecins et de l'administration supérieure: Il en est de même en Allemagne, en Angleterre, en Belgique et en Suisse. Presque partout on a compris que la folie se rapproche sous bien des rapports des autres affections morbides et que, soignée convenablement et surtout en temps utile, elle n'est pas plus incurable qu'elles. On ne saurait assez répéter cette assertion, afin de ranimer la confiance des familles et de dissiper de funestes préjugés trop répandus.

Chargé du service médical de l'asile public de Stéphans-

4

feld, j'ai cru devoir, comme je l'ai fait pour 1840, exposer succinctement les résultats obtenus dans cet établissement pendant l'année 1841. Ces renseignements ne seront pas sans intérêt pour le département du Haut-Rhin qui nous confie tous ses aliénés, et pour les départements de la Moselle et des Vosges qui nous envoient une partie des leurs. Les chiffres que nous donnons fourniront un élément important dans la formation d'une statistique générale de l'aliénation en France, puisqu'ils se rapportent, en grande partie, à cette portion intéressante du royaume, où l'on parle à la fois les langues allemande et française.

Mouvement de la population. La population de Stéphansfeld qui, au 1er janvier 1841 s'élevait à 220 malades, s'est accrue considérablement pendant cette année. Au 31 décembre, elle était de 295 aliénés, 150 hommes et 145 femmes. Cet accroissement tient d'une part à l'augmentation des malades nouveaux, au nombre de 108, 58 hommes et 50 femmes, et d'autre part à la translation de 75 anciens aliénés de la Moselle et du Haut-Rhin, qui étaient placés auparavant à l'asile de Maréville, près Nancy. Ces derniers, qui comprennent 59 hommes et 56 femmes, avaient déjà pour la plupart été longtemps traités sans résultat, et comme ils étaient, presque tous, affectés de démence, de folie compliquée d'épilepsie ou d'idiotie, ils ne nous ont offert presque aucune chance de curabilité. Aussi ai-je dû, dans mes observations, les classer à part et les séparer complétement des nouvelles admissions. De cette manière on déduira plus nettement les résultats qu'on est en droit d'attendre du traitement des uns et des autres. Chacun entrevoit que les malades venus de Maréville ne peuvent qu'augmenter considérablement la proportion des décès, soit pour cette année, soit pour les suivantes. Cette conjecture se trouve en grande partie réalisée par les résultats obtenus en 1842.

Des 295 aliénés présents à l'asile au 1er janvier dernier, il y en avait :

Du Bas-Rhin.	126
Du Haut-Rhin.	99
De la Moselle	56
Des Vosges	5
Des autres départements	1
De domicile inconnu.	1
Des prisons	6
De l'armée.	1
Total.	295

On le voit, le contingent du Bas-Rhin continue à dépasser celui du Haut-Rhin. En concluera-t-on que les aliénés se trouvent en plus grand nombre dans le premier que dans le second? Les deux départements offrent une similitude presque complète dans les conditions hygiéniques : mêmes races, mêmes mœurs, mêmes usages, mêmes habitudes. Tout semble déjà en théorie écarter cette conclusion ; les calculs viennent ensuite prouver que les aliénés du Haut et du Bas-Rhin se trouvent en proportion presque égale avec leurs populations. Ainsi, nous avons trouvé pour le Bas-Rhin : 126 aliénés sur 561,869 âmes, soit 1 sur 4459 ; et pour le Haut-Rhin : 99 aliénés sur 447,019 ou 1 sur 4515.

Ce calcul cependant ne peut s'appliquer qu'aux aliénés actuellement traités à Stéphansfeld.

Considérant la forme de l'aliénation, on trouve d'après l'ordre de fréquence les nombres suivants :

Manie	47 hommes	63 femmes	total 110
Démence	47 —	34 —	— 81
Idiotie et imbécillité .	17 —	14 —	— 31
Aliénation compliquée d'épilepsie	16 —	7 —	— 23
Monomanie , halluci- nations	15 —	11 —	— 26
Lypémanie	4 —	16 —	— 20
Stupidité	4 —	» —	— 4
	150 hommes	145 femmes	total 295

Tous les praticiens sont d'accord à reconnaître l'impossibilité presque absolue de guérir la démence et la folie compliquée d'épilepsie. Or, un coup d'œil jeté sur le tableau qui précède, nous montre 104 cas de ce genre. En y ajoutant les 51 cas d'idiotie et d'imbécillité, nous obtenons 155 cas d'incurabilité, c'est-à-dire presque la moitié de la population. Encore ne mentionne-t-on point un grand nombre de cas de manie chronique invétérée et qui laissent également peu d'espoir. Si tous ces cas présentent peu ou point de chances de guérison, ils alimentent tristement la mortalité d'un asile. Il ne doit donc pas paraître étonnant si la proportion bien calculée des décès, dans un asile d'aliénés, se rapproche de beaucoup de celle qu'on observe dans les hôpitaux ordinaires, et si elle est triple ou même quadruple de la mortalité commune.

Admissions. Il y a eu en 1841, 108 nouvelles admissions réparties comme il suit :

Bas-Rhin	45
Haut-Rhin	33
Moselle.	15
Vosges	6
Autres départements	2
Inconnu	1
Prisons	3
Militaires	3

Les malades amenés de l'asile de Maréville, affectés tous de folie invétérée appartiennent :

50 au département de la Moselle,
25 à celui du Haut-Rhin.

La forme de la maladie qui prédomine chaque année dans les admissions, c'est la manie. Elle figure pour un nombre de 59, la démence paraît 29 fois, la lypémanie a fourni 18 cas, la monomanie et les hallucinations 9, la folie compliquée d'épilepsie 7, l'imbécillité et l'idiotie 6.

Les observations annuelles viennent confirmer l'opinion si souvent émise que c'est la période de la vie qui représente la force et la vigueur de l'homme qui prédispose le plus à l'aliénation mentale. Ainsi nous voyons en 1841 :

41 malades âgés de 30 à 40 ans.
27   —   20 à 30
21   —   40 à 50
 8   —   50 à 60
 7   dépassant 60 ans
et 4 seulement au-dessous de 20 ans.

Il n'eût pas été sans intérêt de faire connaître ici la durée de l'affection antérieurement à l'admission des malades à l'asile. Je regrette vivement de ne pouvoir le faire, les renseignements que j'ai pu me procurer à cet effet offrant trop de lacunes. Ce tableau aurait pu donner *à priori* un pronostic assez exact sur la curabilité des divers cas qui se sont offerts à notre observation, car il est bien reconnu que la majeure partie des aliénations ne sont guérissables que pendant la première année.

Parmi les causes qui ont paru avoir contribué le plus puissamment à la production de la folie, nous pouvons signaler comme causes physiques :

L'hérédité	8 fois.	Suite de couches, allaitement		2 fois.
Épilepsie	7	Age critique		1
Idiotie et imbécillité	6	Maladies de la peau		1
Effets de l'âge	5	Excès de boissons		9
Coups, blessures et chutes	3	Excès vénériens, désordre de conduite, onanisme		7
Suites d'autres maladies	3	Excès de travail		1
Désordre menstruel	2			

Parmi les causes morales nous distinguons en première ligne :

Les chagrins domestiques	14 fois.
La religion mal entendue	8
La misère et le dénuement	2
L'avarice	2
L'orgueil	1
L'irascibilité excessive	1

Dans vingt-deux cas les causes nous sont restées inconnues.

Quoique l'hérédité ne figure dans ce tableau que pour huit cas, je ne doute pas que, s'il eût été possible de pousser plus loin les investigations à ce sujet, cette cause n'eût été constatée un bien plus grand nombre de fois.

Parmi les cas les plus remarquables de cette nature, je dois citer celui de trois membres d'une famille qui ont été reçus à la fois : deux sœurs et un frère. Tous trois étaient affectés de démence consécutive ; la maladie les avait atteints avant l'âge de vingt ans. Des deux sœurs l'une, âgée de trente sept ans, était aliénée depuis dix-sept à dix-huit ans, l'autre, âgée de vingt-huit à vingt-neuf ans, était aliénée depuis douze à treize ans. Elles sont mortes toutes deux dans un état de marasme. Le frère, âgé de trente-trois ans à son entrée, est aliéné depuis quinze ans. Ces trois personnes ne sont pas les seuls membres de leur famille affectés d'aliénation mentale : un frère mourut aliéné il y a peu d'années, et deux sœurs idiotes vivent encore. De sept enfants un seul fils est resté à l'abri des atteintes de cette maladie. Plusieurs parents ascendants sont morts aliénés.

Guérisons. Les guérisons obtenues en 1841 sont au nombre de 41, 20 hommes et 21 femmes. Ce chiffre, qui surpasse de 11 celui de l'année précédente, indique suffisamment que nos soins dans le traitement de nos malades ne se sont point ralentis, et que le succès les a couronnés, quoique les éléments dont se compose en majeure partie la population de Stéphansfeld, ne soient rien moins que favorables à une proportion élevée dans les guérisons.

En comparant les guérisons, 41, aux admissions de l'année, 108, chiffre réduit à 102 par la soustraction des idiots et imbéciles, nous obtenons la proportion de 1 guérison sur 2,5 malades.

Ce calcul paraîtra plus concluant si on rapproche les résultats de 1840 et 1841. Pendant ces deux années, et sans parler des aliénés venus de Maréville, il y a eu 191 admissions, dont 18 cas d'idiotie et d'imbécillité, ce qui réduit ce chiffre à 173. Les guérisons pendant ces deux années se sont élevées à 68, déduction faite des rechutes. Les guérisons sont donc aux admissions comme 1 à 2,5. Combien ce chiffre ne serait-il pas plus favorable si je voulais, comme on le fait dans mainte publication, ne considérer que la population réellement curable, et faire abstraction de tous les cas de démence, de folie compliquée et d'épilepsie. La proportion des guérisons obtenues pendant ces deux années serait alors de 1 sur 1,6.

Il est un autre moyen plus exact encore de prouver ce que j'avance, en donnant les résultats obtenus sur le contingent d'une seule année. Je prendrai 1840, la première de mon exercice, et qui peut presque être considérée comme complète.

Les admissions ont été de 85 ; il y a au 12 idiots et imbéciles. Des 71 restants, 27 sont sortis guéris pendant 1840
et 1841 ; 2 guérisons ont encore été obtenues en 1842, en
tout 29 guérisons sur 71 malades, soit 1 guérison sur 2,4.

En en retranchant les épileptiques et les démens j'ob-
tiens 1 guérison sur 2.

La forme de la maladie qui donne le plus de guérisons,
c'est la manie ; elle figure pour les trois quarts. Un cin-
quième seulement appartient à la lypémanie et un dixième
au délire partiel.

L'examen des guérisons considérées sous le rapport de
la durée de la maladie, ou plutôt de la durée du séjour à
l'asile des aliénés guéris, présente des faits intéressants à
connaître. Sur les 41 guérisons, 25 ont été obtenues pendant les six premiers mois de séjour, 10 pendant le second
semestre, en tout 55 guérisons pendant la première année.
La seconde année n'en a fourni que trois, 5 autres guérisons appartiennent à des malades encore plus anciens. On
ne peut donc méconnaître le danger de laisser s'invétérer
l'aliénation mentale. Les soins les mieux entendus restent
le plus souvent infructueux s'ils ne sont donnés avec
promptitude. C'est par suite d'une coupable négligence que
tant d'aliénés sont devenus incurables, et que le préjugé
de l'incurabilité de l'aliénation mentale s'est répandu.

Récidives. Nous n'avons observé en 1841 que 4 réinté-
grations pour rechute. Trois appartiennent à des malades
sortis guéris en 1840, et le quatrième à un malade sorti
guéri en avril 1841 et rentré en décembre. Les récidives
ont donc été d'un dixième des guérisons.

Mortalité. S'il est généralement reconnu que la plupart
des guérisons ne s'observent que dans les cas récents, et

dans le cours de la première année, que la démence consécutive et invétérée, que la folie compliquée d'épilepsie,
que l'imbécillité et l'idiotie excluent presque complétement
toute curabilité, on sait aussi que la mortalité sévit sans
distinction sur toute la population, et que même elle doit
se montrer de plus en plus forte à mesure que le nombre
des malades anciens est plus considérable.

Les décès se sont élevés au nombre de 49 sur une masse
totale de 411 malades qui ont figuré à l'asile pendant l'année. C'est un décès sur 8,5, proportion supérieure à celle
de l'année dernière, qui n'a été que de 1 sur 9,6. Cet
accroissement n'a rien de surprenant lorsqu'on considère
qu'en 1841 la mortalité a été généralement plus forte.

Ainsi la commune de Brumath, où se trouve l'asile de
Stéphansfeld, avait, en 1840, 1 décès sur 52,8, sans y
comprendre les décès de Stéphansfeld, tandis qu'en 1841
la proportion des décès a été de 1 sur 27.

La mort exerce surtout son action sur les malades affectés
de démence. Cette forme de maladie a fourni 22 cas de décès. On sait généralement que la diminution progressive
des forces vitales résultant de l'altération chronique du
cerveau, et l'absence de toute réaction, mettent les démens
dans l'impuissance de résister aux agents extérieurs et aux
causes morbides. Ils succombent promptement à des mala-
dies dont on triomphe aisément avec des conditions moins
défavorables.

La même influence agit d'une manière aussi violente sur
les mélancoliques. Ici, l'abattement continu et général, ca-
ractère principal de cette forme de délire, altère insensi-
blement la nutrition, et ne tarde pas à épuiser le malade et
à l'entraîner dans une fièvre hectique incurable. Il en est

à peu près de même pour les idiots. Vivant d'une vie intellectuelle très-incomplète, ils ne sont pas mieux partagés sous le rapport physique A l'imperfection de leurs facultés morales et intellectuelles se joint celle du mécanisme de leurs fonctions animales, qui s'use de bonne heure et les conduit à une mort précoce.

Des 49 malades décédés, 21 étaient entrés en 1841, 5 seulement en 1840, les autres à des époques antérieures. Un fait digne de remarque, c'est que sur les 90 aliénés entrés en 1855, et formant la population primitive de l'asile, plus de la moitié déjà ont succombé.

Les affections auxquelles succombent les aliénés sont en grande partie de celles qu'il n'est point donné à la science de combattre avec avantage. Ainsi la démence se termine très-souvent par une paralysie générale, par la paraplégie, par le marasme et le décubitus gangréneux.

D'autres fois c'est une diarrhée atonique qui entraine au tombeau ceux des malades qui présentent une dépression considérable des forces vitales, les démens, les lypémaniaques et les idiots. Cette diarrhée résiste d'ordinaire à toutes les médications. Combattue une première fois avec succès, on ne tarde pas à la voir reparaître bientôt et devenir alors insurmontable. Dans ce cas l'autopsie montre le plus souvent les parois intestinales pâles, exsangues, presque transparentes ; rarement on rencontre un épaississement avec ramollissement de la tunique muqueuse du gros intestin ; il est plus rare encore d'y voir des ulcérations.

Des affections des organes respiratoires, la phthisie et la pneumonie font également de nombreuses victimes. Cette dernière maladie se voit rarement à l'état aigu ; le plus souvent elle suit une marche insidieuse, lente, analogue à celle qu'elle affecte chez les vieillards. Lorsqu'elle attaque les démens, les symptômes caractéristiques peuvent manquer au début : point de fièvre, point de douleur de côté, peu ou point de gêne apparente dans la respiration. Les malades, ou insensibles à leur état, ou incapables d'exprimer leurs sensations, continuent à se promener et à manger avec appétit, jusqu'à ce qu'enfin une toux légère rende attentif à leur état. Ordinairement alors l'auscultation trahit une maladie arrivée déjà à un degré fort avancé et que l'altération lente de l'organisme contribue à rendre insurmontable.

Il en est de même de la phthisie pulmonaire. Plus d'une fois nous avons été étonné du changement rapide survenu dans l'état de malades chez lesquels l'auscultation et plus tard la nécropsie nous firent reconnaître d'énormes collections de pus, ou la destruction presque complète de l'un, même des deux poumons, lorsque peu de jours auparavant ils s'étaient encore promenés et livrés à leurs exercices sans se plaindre.

Il est une autre affection, sans danger toutefois, qui s'observe à Stéphansfeld et qu'il est intéressant de mentionner : c'est l'*héméralopie*. Elle se montre principalement aux mois de mars et avril, et toujours d'une manière épidémique chez un grand nombre de malades, souvent une vingtaine ou plus à la fois. Elle est moins fréquente pendant le mois de septembre. Son apparition coïncide ordinairement avec celle de la fièvre intermittente. Elle affecte principalement ceux des aliénés qui, par faiblesse, incapacité ou mauvaise volonté, se refusent au travail, et qui, ayant l'habitude de rester couchés à terre pendant une partie de la journée et malgré toutes les mesures de précaution, sont ainsi exposés aux émanations du sol. Au milieu de l'été où la terre desséchée ne produit plus autant d'évaporations, on ne voit plus aucun cas de cette maladie qui se montre rarement aussi chez les malades qui se livrent au travail.

Le mode d'apparition et de développement de cette héméralopie met hors de doute sa liaison intime avec la fièvre intermittente. Comme elle aussi, elle cède facilement à l'emploi du sulfate de quinine. Je n'ai cependant employé ce remède que dans les cas les plus opiniâtres. Le plus souvent la maladie s'est dissipée d'elle-même après une durée de huit à quinze jours. Elle ne montre pas une intensité égale chez tous les malades. Les uns sont frappés de cécité complète dès le coucher du soleil, les autres peuvent encore percevoir la lumière des lampes, mais comme plongée dans un épais brouillard ; cependant dès qu'ils sortent de leur salle, ils paraissent complétement aveugles. Chez beaucoup d'entre eux la cécité se dissipe au bout de plusieurs heures, tandis qu'elle continue encore chez quelques-uns jusqu'au matin et qu'au moment du lever ils ne sont pas encore en état de distinguer les objets.

Pour ce qui concerne les principes du traitement de l'aliénation mentale, je ne puis que rappeler ici, ce que déjà j'ai dit dans mon rapport de 1840[1]. La médication purement médicale réussit dans un petit nombre de cas ; le traitement moral doit toujours lui être associé ; il faut opérer une diversion sur l'esprit des malades, fixer leur attention, changer le cours de leurs idées, régulariser leurs habitudes. Parvenir à occuper le malade soit intellectuellement, soit physiquement, c'est résoudre le problème pour un grand nombre d'entre eux.

[1] Voy. Gazette médicale de Strasbourg, 1840, n° 5.

L'expérience nous apprend chaque jour que c'est du travail manuel qu'il faut attendre les effets les plus salutaires. Par lui non-seulement l'esprit et l'attention du malade se trouvent occupés, mais encore la fatigue du corps, l'exercice prolongé, régularisent les diverses fonctions organiques, procurent un bon sommeil et étendent ainsi leur effet bienfaisant sur la nuit.

Ce genre de travail a reçu à Stéphansfeld un développement considérable par l'acquisition d'une vaste étendue de terres à l'entour de l'établissement. La plupart de nos malades, élevés à la campagne et familiarisés avec les travaux de cette nature, préfèrent cette occupation à toute autre. Aussi voit-on presque journellement des groupes de vingt à trente aliénés travaillant dans les champs et en pleine liberté. Nous avons observé que cette liberté si bienfaisante en toute circonstance, loin d'avoir donné lieu à des occasions de désordre, calme au contraire leur excitation et diminue d'une manière très-sensible les tentatives d'évasion autrefois assez fréquentes. Nous étendons ce genre de travail à tous les malades qui en sont susceptibles, et nous n'avons qu'à nous en louer. Les récoltes, les fenaisons surtout sont de véritables fêtes pour notre population.

C'est avec le même avantage que les dimanches et jours de fêtes, lorsque le temps le permet, nous faisons faire à tous nos aliénés valides des promenades aux environs de l'asile. Outre le bienfait physique qu'ils retirent de ces exercices salutaires, les promenades ont l'avantage de permettre aux malades de faire acte de propriété en employant leurs petites économies, produit de leur travail, pour se procurer quelque jouissance dans les villages voisins. Plus d'une fois déjà, nous avons fait ainsi sortir à la fois les deux tiers de la population de l'asile, c'est-à-dire près de deux cents malades, les hommes d'un côté, les femmes d'un autre.

En terminant cette notice, je crois bien faire de transcrire ici l'opinion qu'émet sur l'asile de Stéphansfeld M. le docteur CROMMELINK, médecin belge, chargé de la part de son gouvernement de visiter les divers asiles d'Angleterre, de France et d'Allemagne. Dans son rapport au ministre il dit[1] : « J'y ai trouvé (à Stéphansfeld) un hospice con-« sidérable, presque au niveau de ceux de Paris pour les « efforts qu'y fait la science en faveur des aliénés, mais les « dépassant de beaucoup quant aux localités, sans que « toutefois celles-ci puissent être placées sur le même rang « que celles de l'Angleterre; cependant, il faut le dire, un « pas immense a été fait, » et page 393 : « Stéphansfeld « laisse, sous tous les rapports matériels, loin derrière lui « les établissements publics de Paris et de la Belgique et se « rapproche par conséquent plus qu'eux tous, du comfort « des asylums anglais, dont il reste néanmoins à une grande « distance. »

Espérons qu'avant peu la sollicitude de l'administration supérieure, mettant à exécution les plans qui lui ont été proposés, rapprochera complétement Stéphansfeld des asiles anglais dont parle le docteur CROMMELINK. C'est ici une question financière dont plus que personne nous désirons la solution.

[1] ANNALES MÉDICO-LÉGALES BELGES, 1842, p. 330.